BEI GRIN MACHT SICH IHR WISSEN BEZAHLT

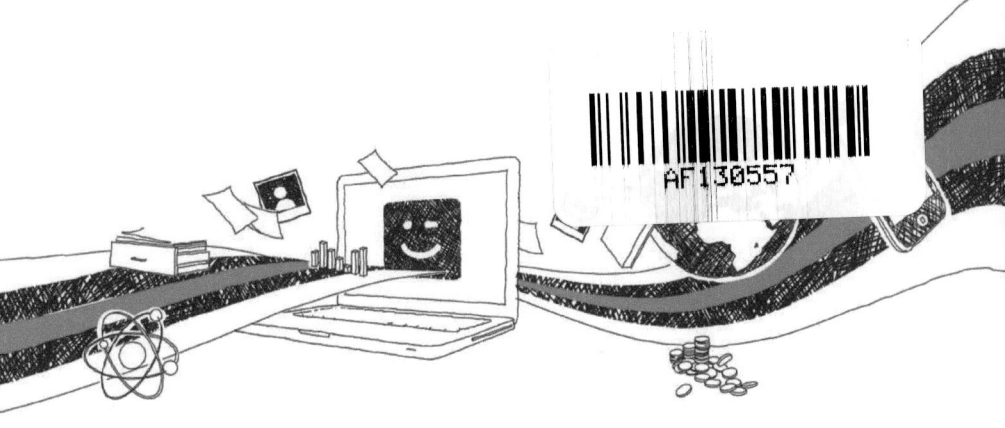

- Wir veröffentlichen Ihre Hausarbeit,
  Bachelor- und Masterarbeit

- Ihr eigenes eBook und Buch -
  weltweit in allen wichtigen Shops

- Verdienen Sie an jedem Verkauf

Jetzt bei www.GRIN.com hochladen und kostenlos publizieren

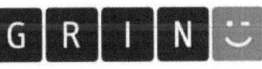

Zusammenhänge zwischen Selbstwirksamkeitserwartung und Ernährung

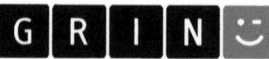

Bibliografische Information der Deutschen Nationalbibliothek:

Die Deutsche Nationalbibliothek verzeichnet diese Publikation in der Deutschen Nationalbibliografie; detaillierte bibliografische Daten sind im Internet über http://dnb.d-nb.de abrufbar.

ISBN: 9783389014363
Dieses Buch ist auch als E-Book erhältlich.

Druck und Bindung: Books on Demand GmbH, Norderstedt Germany
Gedruckt auf säurefreiem Papier aus verantwortungsvollen Quellen

Das vorliegende Werk wurde sorgfältig erarbeitet. Dennoch übernehmen Autoren und Verlag für die Richtigkeit von Angaben, Hinweisen, Links und Ratschlägen sowie eventuelle Druckfehler keine Haftung.

Das Buch bei GRIN: https://www.grin.com/document/1460104

Deutsche Hochschule für
Prävention und Gesundheitsmanagement
Hermann Neuberger Sportschule 3
66123 Saarbrücken

Einsendeaufgabe

Fachmodul:	Psychologie des Gesundheitsverhaltens
Studiengang:	BGM
Datum Präsenzphase:	18.-20.03.19
Studienort:	**München**
Semester:	**WS 2018**

Inhaltsverzeichnis

1. Selbstwirksamkeitserwartung

1.1 Definition: Selbstwirksamkeitserwartung

„Die Selbstwirksamkeitserwartung wird definiert als die subjektive Gewissheit, neue oder schwierige Anforderungssituationen aufgrund eigener Kompetenzen bewältigen zu können" (Schwarzer, 2004, S. 12).

Sie wird auch als Kompetenzerwartung bezeichnet und beschreibt das Selbstvertrauen in die eigenen Fähigkeiten. Damit kennzeichnet sie die Überzeugung eines Menschen, eine bestimmte Handlung oder ein Verhalten ausführen zu können. Dabei ist diese unabhängig von dem Ergebnis. Neben der Konsequenzerwartung ist die Kompetenzerwartung ein wichtiger Teil der sozialen Lerntheorie von Bandura (1979).

Die Selbstwirksamkeitserwartung ist bei jedem Menschen individuell ausgeprägt. Einen Einfluss und die Möglichkeit zum Erwerb der Selbstwirksamkeit kann durch direkte Erfahrung, indirekte Erfahrung, symbolische Erfahrung und Gefühlserregung erfolgen (Bandura, 1997; zitiert nach Schwarzer, 2004, S. 20-21).

1.2 Messung der spezifischen Selbstwirksamkeitserwartung zur gesunden Ernährung

Tabelle 1 zeigt die Zusammenfassung der Fragebögen zur Messung der spezifischen Selbstwirksamkeitserwartung am Beispiel der gesunden Ernährung. Die fünf Probanden konnten Ihre Fähigkeit zu einem gesunden Ernährungsverhalten in bestimmten Situationen anhand der Zahlen 1 bis 5 bewerten, wobei einer Antwort von 1 der Bedeutung „gar nicht sicher" und eine Antwort von 5 der Bedeutung „ganz sicher" zugeordnet ist.

Tabelle 1: Fragebogen zur Messung der spezifischen Selbstwirksamkeitserwartung zur gesunden Ernährung (eigene Darstellung)

Ich bin mir sicher, mich auch gesund ernähren zu können, wenn:	Person 1	Person 2	Person 3	Person 4	Person 5
...ich im Restaurant bin.	5	4	5	1	1
... ich alleine bin.	5	4	4	3	5

...es mir langweilig ist.	3	4	3	1	5
...ich im Urlaub/auf Ausflügen bin.	4	3	4	3	3
...ich mir etwas Besonderes gönnen möchte.	1	4	5	1	3
...ich Ärger habe.	5	5	3	3	5
...ich deprimiert bin.	4	5	3	2	4
...Wochenenden/Feiertage sind.	5	5	5	2	5
...ich Stress habe.	3	2	1	1	2
...ich von Freunden/Bekannten eingeladen bin.	3	4	5	2	5
...ich enttäuscht bin.	3	5	4	1	4
...auf einem größeren Fest (Hochzeit, Geburtstag) bin.	3	3	5	2	3
...nervös bin.	3	4	5	2	5
...ich nicht auffallen will.	5	4	4	1	5
...sich jemand besondere Mühe beim Kochen gemacht hat.	1	4	3	2	2
...ich keine Zeit habe, mich um Einkauf und Zubereitung zu kümmern.	3	3	5	2	4
...ich Heißhunger auf etwas bestimmtes habe.	1	5	5	1	2
...es etwas Leckeres aber Ungesundes gibt.	5	4	5	2	2
Endergebnis	62	72	74	32	65
Selbstwirksamkeit in Prozent	68,9	80,0	82,2	35,5	72,2

3

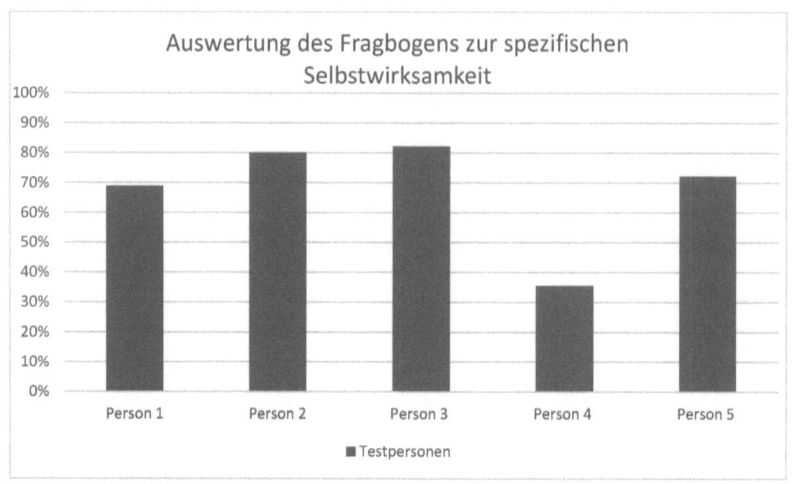

Abbildung 1: Auswertung des Fragebogens zur spezifischen Selbstwirksamkeit am Beispiel der gesunden Ernährung und Darstellung der Selbstwirksamkeit in Prozent (eigene Darstellung)

Abbildung 1 zeigt die Auswertung des Fragebogens zur spezifischen Selbstwirksamkeit am Beispiel der gesunden Ernährung. Die Daten wurden mithilfe eines Fragebogens an fünf Personen aus meinem privaten Umfeld erhoben. Die Testpersonen sind zwischen 18 bis 49 Jahre alt, drei davon sind weiblich und zwei männlich.

Der Fragebogen besteht aus 18 Fragen zum Ernährungsverhalten und bietet fünf verschiedene Antwortmöglichkeiten. Eine Antwort von 1 stellt eine geringe, eine Antwort von 5 eine hohe Selbstwirksamkeit dar. Das Endergebnis bemisst sich in der Summe aller Antworten. Somit ist die geringste Selbstwirksamkeit 18 und die höchste zu erreichende 90. Die zugehörigen prozentualen Werte sind 0 und 100 Prozent. Das Diagramm zeigt die Ergebnisse der Selbstwirksamkeit in Prozent. Aufgrund eines prozentualen Mittelwertes von 67,8 Prozent ist festzustellen, dass die Probanden im Allgemeinen eine hohe Selbstwirksamkeit aufweisen.

Den Testpersonen 1, 2, 3 und 5 wird eine hohe Selbstwirksamkeit zugeschrieben, da ihre Ergebniswerte über 68,9 Prozent liegen. Lediglich Person 4 besitzt eine geringe Selbstwirksamkeit. Ihre Selbstwirksamkeit ist nur zu 35,5 Prozent ausgeprägt.

Eine Begründung für diese Ergebnisse könnte in der Gesundheitsaffinität der Probanden (Person, 1,2,3 und 5) liegen. Hingegen weist Person 4 einen nicht so stark ausgeprägten Gesundheitsbezug auf. Auffallend ist, dass alle Testpersonen Schwierigkeiten haben, sich gesund zu ernähren, wenn sie einer Stresssituation oder Langeweile ausgesetzt sind.

Die meisten Testpersonen weisen auch in „Momenten des Ärgers" ein gesundes Ernährungsverhalten auf.

1.3 Analyse von zwei Studien zum Thema Selbstwirksamkeitserwartung

Tabelle 2: Gegenüberstellung der beiden Studien zum Thema Selbstwirksamkeit: „Der Einfluss von Ergebnis und Selbstwirksamkeitserwartung auf die Ergebnisse einer Rehabilitation nach Hüftgelenkersatz" (Dohnke et al, 2006) und „Selbstwirksamkeitserwartungen und Therapieerfolge bei Patienten mit anhaltender somatoformer Schmerzstörung" (Schneider & Rief, 2007) (eigene Darstellung)

	Dohnke et al. (2006)	Schneider & Rief (2007)
Fragestellungen	Der Einfluss von Reha-Motivationen (d.h. Ergebniserwartungen und Selbstwirksamkeitserwartungen) auf die Ergebnisse einer Rehabilitation nach Hüftgelenkersatz	Führen Therapieerfolge in Schmerzbewältigung und Beeinträchtigung zur Steigerung der Selbstwirksamkeitserwartungen? Welchen relativen Beitrag leisten Erfolge in diesen Bereichen?
Stichprobe	1.065 Reha-Patienten	316 Patienten mit somatoformer Schmerzstörung
Materialien/Test	Beobachtungen	Befragungen
Untersuchungsdesign	Längsschnittanalysen	Strukturgleichungsmodelle im Rahmen konfirmatorischer Pfadanalysen
Hauptergebnis	Patienten haben umso bessere Reha Ergebnisse, destso höher die Selbstwirksamkeit / positiver die Ergebniserwartung zu Beginn der Krankheit war. Destso größer die Selbstwirksamkeit ist, desto höher die Ergebniserwartung und desto besser der Gesundheitszustand.	Bei Patienten mit somatoformer Schmerzstörung ändern sich die Selbstwirksamkeitserwartungen in Abhängigkeit von Veränderungen der erlebten Beeinträchtigungen und in Abhängigkeit der Schmerzbewältigungsstrategien.

Die Gegenüberstellung der beiden Studien mit den Titeln: „Der Einfluss von Ergebnis und Selbstwirksamkeitserwartung auf die Ergebnisse einer Rehabilitation nach Hüftgelenkersatz (Dohnke et al., 2006) (Studie 1) und „Selbstwirksamkeitserwartungen und Therapieerfolge bei Patienten mit anhaltender somatoformer Schmerzstörung" (Schneider & Rief, 2007) (Studie 2) sind Tabelle 2 zu entnehmen. Bei einem kritischen Vergleich der beiden Studien hinsichtlich der Fragestellung, der Stichprobe, der Materialien, des Untersuchungsdesigns und der Hauptergebnisse fallen Gemeinsamkeiten und Unterschiede auf.

Beide Studien analysieren die Selbstwirksamkeit in Verbindung mit einem Therapieverlauf. Studie 1 betrachtet den Einfluss der Selbstwirksamkeit auf das Ergebnis der Reha Patienten, wobei Studie 2 den Erfolg der Therapie für eine Selbstwirksamkeitssteigerung betrachtet. Ein erheblicher Unterschied besteht in der Erhebung der Daten. Studie 2 führt die Stichprobe anhand Befragungen an 316 Personen durch. Studie 1 beobachtet eine deutlich breitere Masse von 1.064 Patienten. Die Daten der Reha-Patientenstudie wurden anhand von Längsschnittanalysen erhoben. Die Probanden wurden über einen längeren Zeitraum begleitet. Dieses Untersuchungsdesign unterscheidet sich von Studie 2. Die Daten bei Studie 2 entstanden aus Pfadanalysen. Beide Studien weisen als Ergebnis eine Verbesserung der Prozesse und Behandlung mit hoher Selbstwirksamkeit auf. Beide Studien konnten einen positiven Zusammenhang von hoher Selbstwirksamkeit und besserem Therapieergebnis und -verlauf herstellen.

2. Literaturrecherche: gesundheitspsychologische Handlungsfelder zu dem Thema Ernährungsverhalten

2.1 Definition

Ernährungsverhalten ist die Gesamtheit geplanter, spontaner oder gewohnheitsmäßiger Handlungsvollzüge von Individuen oder sozialen Gruppen, mit denen Nahrung beschafft, zubereitet, verzehrt und nachbereitet wird. Dabei umfasst das Ernährungsverhalten sowohl Einflussfaktoren als auch Auswirkungen aus den Dimensionen Gesundheit, Umwelt, Gesellschaft und Wirtschaft entlang der gesamten Produktkette von Lebensmitteln (Leonhäuser, Meier-Gräwe, Möser, Köhler & Zander, 2009, S.20).

2.2 Theoretische Grundlagen

„Ernährungsverhalten ist eine Handlung, die willentlich oder gewohnheitsmäßig abläuft. Sie umfasst die Nahrungsbeschaffung, Zubereitung, den Verzehr und die Nachbereitung von Lebensmitteln durch ein Individuum und sozialen Gruppen" (Leonhäuser et al., 2009, S.20). Daraus zeigt sich, dass das Ernährungsverhalten ein breites Feld, welches sich nicht nur mit einer vollwertigen Nährstoff- und Energieversorgung für eine gute Leistungsfähigkeit und das Wohlbefinden der Menschen, sondern sich auch mit der Verfügbarkeit und der Nachhaltigkeit von Lebensmitteln befasst. (Deutsche Gesellschaft für Ernährung e.V. [DGE], 2019).

Weitere Bestandteile des Ernährungsverhaltens sind die Entstehung des Essverhaltens und die Auswirkungen auf den menschlichen Körper. Folglich resultieren daraus beispielsweise Krankheiten, vor allem Wohlstandskrankheiten wie Adipositas und Diabetes. (Borrmann & Mensink, 2016, S.43-49). Diesbezüglich können weitergehend Präventions- und Interventionsprogramme thematisiert werden.

2.3 Entstehung

Das Ernährungsverhalten eines Menschen entsteht aus biologischen, psychologischen und sozialen Faktoren. Außerdem ist es von der Umwelt, der Politik, den gesetzlichen Rahmenbedingungen und der wirtschaftlichen Situation eines Landes geprägt. Diese einzelnen Faktoren beeinflussen sich gegenseitig (Hummel, Metz & Münkel, 2010).

Biologische Faktoren

Die ausschlaggebendsten biologischen Faktoren, die einen Einfluss auf das Ernährungsverhalten, vor allem den Energie- und Nährstoffbedarf nehmen, sind das Alter, die Hormonaktivität (Hummel et al., 2010) und das Geschlecht (Gerhards & Rössel, 2003, S. 17).

Psychologische Faktoren

Auch die psychologischen Faktoren beeinflussen das Ernährungsverhalten.
Diese sind negative und positive Emotionen, das Ernährungswissen, kognitive Kontrolle und negative und positive Emotionen (Hummel et al., 2010).

Emotionen in Verbindung mit der Nahrungsmittelaufnahme können beispielsweise zu Frust- oder Stressessen führen. Die Nahrungsmittelaufnahme in einer Gesellschaft trägt auf psychologischer Ebene dem Ernährungsverhalten bei (Techniker Krankenkasse [TK], 2017).

Die kognitiven Fähigkeiten, das Wissen und die Intelligenz bestimmen die Risikoeinschätzung und die Einteilung der Lebensmittel in gesundheitsförderlich und gesundheitsschädlich (Mensink, 2002).

Sozialen Faktoren

Soziale Faktoren wie zum Beispiel das Familieneinkommen, die Haushaltssituation und das Einkaufsverhalten nehmen einen Einfluss auf das Essverhalten. Neben dem individuellen sozialen Status wirken auch die sozialen Normen und Werte und die Kultur der Gesellschaft auf das Ernährungsverhalten (Hummel et al, 2010). Darüber hinaus tragen auch die Kochfähigkeiten zum Ernährungswissen bei (Borrmann & Mensink, 2016, S.43-49). Beeinflusst von der Ernährungserziehung der Eltern, des sozialen Umfelds und der Verpflegung in Kindertagesstätten, Kindergärten und Schulen, entwickelt sich schon sehr früh die Ernährungseinstellung der Kinder. Auch der Überschuss und das große Angebot von Nahrungsmitteln in Deutschland führen zu einem auffallenden Essverhalten in Deutschland.

2.4 Überblick über aktuelle Zahlen und Daten

Um einen aktuellen Überblick über die Situation in Deutschland zu erhalten, wird das Ernährungsverhalten anhand der Kriterien, Allgemeine Haltung zur gesunden Ernährung, Alter, Geschlecht und aktuelle Ernährungstrends betrachtet. Laut der Techniker-Studie zur Ernährung „Iss was Deutschland" aus dem Jahr 2017 wird „Gesund Essen" wichtiger. Von 2013 bis 2016 ist diese Zahl um 10 Prozent von 35 auf 45 Prozent gestiegen. Diese Zahlen bemessen sich anhand 1.200 volljährig befragten Probanden und der Aussage: „Das ist den Menschen an ihrer Ernährung am Wichtigsten" (TK, 2017, S.6). Auch laut Bundesministerium für Ernährung und Landwirtschaft [BMEL] ist den Deutschen eine „Gesunde Ernährung" wichtig. 92 Prozent der Befragten trafen die Aussage, dass es für Sie „wichtig oder sehr wichtig ist, dass das Essen gesund ist" (BMEL, 2018, S.7) (Bundesministerium für Ernährung und Landwirtschaft, 2018, S. 7).

Mit zunehmendem Alter wird auch eine gesunde Ernährung wichtiger. Für 37 Prozent der 18- bis 39-jährigen und 43 Prozent der 40- bis 59- jährigen Befragten ist gesunde Ernährung wichtig. 55 Prozent der Probanden mit einem Alter von 60 Jahren oder Älter sehen in gesunder Ernährung das wichtigste Kriterium (TK, 2017, S.8). Begründende Faktoren hierfür können die Zunahme des Wissens und der frei verfügbaren Zeit im Alter sein. Eine differenzierte Betrachtung der Geschlechter zeigt ein gesünderes Ernährungsverhalten bei Frauen als bei Männern. 54 Prozent der Frauen gaben an, dass „Gesunde Ernährung" das wichtigste Kriterium bei der Nahrungsmittelzufuhr ist. Bei den Männern liegt die Zahl bei 36 Prozent (TK, 2017, S.6). „Fett" gehört bei 56 Prozent der Frauen und 62 Prozent der Männer zu einem guten Essen dazu. Außerdem versuchen 45 Prozent der Frauen und nur 30 Prozent der Männer ihre Ernährungssünden am nächsten Tag auszugleichen. Ein Drittel der Frauen isst hingegen aus Frust. Bei den männlichen Probanden liegt die Zahl bei 17 Prozent (TK, 2017).

Aktueller Spitzenreiter bei den Ernährungstrends sind bei Frauen die „Low Carb" oder „No Carb" Ernährung. 15 Prozent der Befragten versuchen sich kohlenhydratarm oder - frei zu ernähren (Statista, 2017).

2.5 Präventions- und Interventionsprogramme zur Reduktion von Gesundheitsrisiken

Präventions- und Interventionsprogramme zur Reduktion von Gesundheitsrisiken setzen auf allen Gesellschaftsebenen und Altersgruppen an. Es bestehen zahlreiche Programme, beginnend von Kindertagesstätten über Kindergärten, Schulen, Betriebe und Familien bis hin zu Senioren. Außerdem gibt es Programme für Ernährungsinterventionen im Bereich der Krankenhäuser und Rehabilitationseinrichtungen. Die Ernährungsprojekte und Kampagnen weisen einen individuellen und einen Settingansatz (Ansatz im Lebensumfeld) auf.

Die DGE empfiehlt die Kampagne „5 am Tag". Das ist ein Programm, um mehr Obst und Gemüse durch das Essen von fünf handgroßen Portionen von Obst und Gemüse am Tag in den Ernährungsalltag der Menschen zu integrieren (DGE, 2019). Außerdem stellt die richtige Aufnahme von Obst und Gemüse auch die Prävention von zahlreichen Krankheiten, wie Adipositas, Diabetes mellitus Typ 2 und Osteoporose dar. (Boeing et al., 2012) Die DGE empfiehlt den Ernährungskreis und die Lebensmittelpyramide als Orientierungswert bezüglich der täglichen Nahrungsmittelaufnahme auf individueller Ebene (DGE, 2019).

Weitere Programme auf der Setting Ebene wurden von der DGE in Kooperation mit „In Form" entwickelt. „In Form" ist Deutschlands Initiative für gesunde Ernährung und mehr Bewegung und wurde von dem Bundesministerium für Ernährung und Landwirtschaft [BMEL] und von dem Bundesministerium für Gesundheit [BMG] entwickelt. (Bundeszentrum für Ernährung [BZfE], 2019). Für Kinder und Jugendliche bestehen beispielsweise die Programme „Fit Kit: Die „Gesund-Essen-Aktion" für Kitas und „Schule + Essen = Note 1". Für Erwachsene „JOB&Fit: Mit Genuss zum Erfolg" „Fit im Alter: Gesund Essen. Besser leben". Diese Programme bieten Qualitätsstandarts für die jeweiligen Lebenswelten (DGE, 2018). Bei Kindern und Jugendlichen unterstützt eine frühzeitige Wissensvermittlung und Erziehung sowie das Vorleben von Eltern und Erziehern von einem gesundheitsförderlichen Verhalten. Die Bundeszentrale für gesundheitliche Aufklärung [BZgA] greift Kinder und Jugendliche als eine wichtige Gruppe heraus. „GUT DRAUF" ist ein Programm der BZgA zur Förderung eines gesunden Lebensstils von Mädchen und Jungen im Alter von 5 bis 18 Jahren (BZgA, 2019).

Die Bedeutsamkeit des Themenbereichs Ernährung für die Gesundheit der Menschen unterstützen auch die gesetzlichen Krankenkassen und können laut Leitfaden Prävention

(Handlungsfelder und Kriterien) des Spitzenverbandes der Gesetzlichen Krankenkassen diverse Programme zur Ernährung unterstützen (§20 Abs. 2 SGB V).

2.6 Konsequenzen für eine gesundheitsorientierte Beratung

Bei einer gesundheitsorientierten Beratung steht bezüglich des Ernährungsverhalten zunächst die Wissensvermittlung und die Vermittlung der Gründe für eine ausgewogenen und gesunde Ernährung im Vordergrund. Die Auswirkungen einer gesunden und besonders auch einer ungesunden Ernährung müssen thematisiert werden, um das Bewusstsein und die Bedeutsamkeit für die Thematik bei den Menschen zu schaffen, die Risikoeinschätzung zu wecken und den Willen für Veränderung zu erzeugen.

Aufgrund der Wohlstandskrankheiten und der allgemeinen Ernährungs- und Gesundheitssituation in Deutschland sind die Folgen der falschen Ernährung von Bedeutung. Ein ungesundes Ernährungsverhalten führt zu einer Senkung der Lebensqualität und verkürzt die Lebensdauer und ist die Ursache für zahlreiche Krankheiten, besonders Wohlstandskrankheiten und chronische Krankheiten wie Adipositas, Diabetes, Mellitus Typ 2, Osteorose und Koronaren Herzkrankheiten (Boeing et al., 2012).

Neben der Wissensvermittlung und der Information wird die richtige Umsetzung thematisiert. Diese gelingt auf individueller Ebene und in Settings.

Konkret kann in einer Beratung das Aufstellen und Analysieren eines Ernährungsprotokolls, eine Dokumentation der einzelnen Nahrungsbestandteile und des Energiebedarfs und eine Analyse des ungesunden Ernährungsverhaltens in bestimmten Situationen zu einem besseren Ernährungsverhalten beitragen. Im Weiteren können auf Themen wie das soziale Umfeld, Qualität, Nahrungsmittelzugänglichkeit, Mahlzeitenplanung, Einkaufs- und Kochverhalten hingewiesen werden, um eine gesunde Ernährung in der Praxis und im Alltag besser umsetzen zu können und Barrieren aus dem Weg zu räumen. Eine Umstellung zu einer langfristig gesunden Ernährung erfolgt in kleinen Schritten. Hilfestellung leisten die Interventions- und Präventionsprogramme Programme und die Teilnahme an den durch die Krankenkassen bezuschussbaren Kurse (vgl. Kap. 2.5).

3. Beratungsgespräch: gesundheitspsychologische Beratung anhand Fallbeispiel 1

3.1 Einordnung: Modell des Gesundheitsverhaltens

Das Trantheoretische Modell von Prachaska und DiClemente (1982) ist ein Modell, um die Veränderung von gesundheitsrelevanten Gewohnheiten zu beschreiben. Es findet seinen Ursprung in der Rauchentwöhnung und dient zur Beschreibung und Veränderung gesundheitsbezogener Gewohnheiten. Das Modell besteht aus fünf verschiedenen Stufen, welche von den jeweiligen Personen auf dem Weg zu ihrem Gesundheitsziel durchlaufen werden. Die zeitlichen Angaben der Stufen können in der Praxis variieren. Die Stufe 1 nennt sich Absichtslosigkeit. Der Betroffene hat keine Intention, sein Verhalten in den nächsten sechs Monaten zu ändern. Diese Stufe ist die stabliste Stufe. In der Stufe 2, der Absichtsbildung, wird das Risikoverhalten bewusst. Der Mensch setzt sich mit dem Problemverhalten auseinander und zieht es in Erwägung, sein Verhalten in den nächsten sechs Monaten zu verändern. Jedoch überwiegen hier noch die Nachteile. Mit dem Überschreiten des Rubikons (gemäß Rubikonmodell) gelingt der Schritt in Stufe 3, der Vorbereitung. In dieser Stufe ist die Handlungsintention vorhanden. Es wurde der Entschluss gefasst, sein Verhalten zu ändern und zu handeln. Vor und Nachteile werden verglichen und Nutzen und Kosten werden abgewogen. Die Vorteile und der Nutzen fangen an zu überwiegen. In Stufe 4 findet die Handlung statt. Somit ist diese Phase die Aktivste. Der Mensch ist engagiert, motiviert und bemüht das Zielverhalten auszuführen. Jedoch sind in dieser Phase die Rückfälle am höchsten und der Mensch kann noch leicht in alte Verhaltensmuster zurückfallen. In der 5. Phase, der Aufrechterhaltung wurde das Zielverhalten nun endlich erreicht und besteht schon seit mehr als sechs Monaten. Trotzdem ist es wichtig sich in diesem Stadium nicht auszuruhen, sondern weiterzumachen.

Die 30-jährige Frau Müller ist Mutter von zwei kleinen Kindern und arbeitet 20 Stunden pro Woche als Sekretärin. Aus diesem Grund meint sie, keine Zeit für eine ausgewogenen Ernährung zu finden. Sie ist übergewichtig, unzufrieden mit ihrer Figur und möchte abnehmen. Da sie schon die Intention der Gewichtsabnahme besitzt, jedoch noch keinen konkreten Handlungsplan und kein konkretes Ziel, befindet Sie sich im Übergang von Phase 2, der Absichtsbildung. Zu Phase 3, der Vorbereitung. Frau Müller hat schon begonnen sich mit Ihrem Risikoverhalten auseinandergesetzt und möchte ihr Verhalten ändern. Die Nachteile einer Verhaltensänderung überwiegen noch. Aus diesem Grund hat sie sich noch nicht zu einer Handlung entschlossen. Es fehlt noch an der nötigen Umsetzung.

Die nächste Stufe wird erreicht werden, sobald die ersten Schritte ihrer Verhaltensänderung eingeleitet wurden, die Vorteile überwiegen und der Nutzen der Handlung die Kosten übersteigen. Damit wird auch ihr Zielverhalten in absehbarer Zeit für sie möglich und
wahrscheinlich. Den Übergang in die nächste Stufe wird mit dem Überschreiten des Rubikons erreicht. Das gelingt, sobald die die Intention zu Handeln und ihr Verhalten zu
Verändern gebildet wurde.

In ihrer Situation ist es das Ziel, ihre Zielintension in eine konkrete Handlung umzuset-
zen. Diese ist abhängig von ihrer eigenen Willensstärke und den Gelegenheiten. Diese
können durch den Berater günstig geschaffen werden. Sie wird Kosten und Nutzen abwägen, sich ein konkretes Ziel setzen, einen Handlungsplan erstellen und mit der Handlung beginnen.

3.2 Rolle des Beraters/Erste Schritte

Ziel des Beraters ist es, Frau Müller zu helfen, den Rubikon zu überwinden und in die
nächste Phase des Transtheoretischen Modells, der Vorbereitung, zu gelangen, sodass ihr
Zielverhalten innerhalb des nächsten Monats wahrscheinlich wird.

Zunächst erfolgt eine organisatorische Vorbereitung des Gesprächsraumes und eine men-
tale Vorbereitung auf das Gespräch. Der Gesprächsführer nimmt sich einige Minuten vor
dem Gespräch Zeit, um sich auf dieses vorzubereiten und sich einen roten Faden zurecht-
zulegen. Zu Beginn ist es die Aufgabe des Beraters, eine gute Kontaktaufnahme herzu-
stellen, eine positive Gesprächssituation und Beziehungsebene aufzubauen und eine ver-
trauensvolle Basis zu schaffen. Das kann gut durch eine Eisbrecherfrage geschehen. Die
Mimik und Gestik sowie die Sozialkompetenzen des Beraters spielen dabei eine wichtige
Rolle. Durch offene Fragen steht zunächst im Vordergrund, Frau Müller viel Redeanteil
zu gewähren und möglichst viel über ihre Situation herauszufinden, um Sie dann im
nächsten Schritt bei ihrem Vorhaben gut unterstützen zu können und ihr eine praxisbezo-
gene Unterstützung zu bieten. Dabei vermittelt der Berater das nötige Wissen und hilft
Frau Müller, die nötige Motivation und Intention durch das Aufzeigen des Problemver-
haltens, der Risiken und der Folgen zu finden. Der Berater kann mit Frau Müller Kosten
und Nutzen abwägen und Vor- und Nachteile des Zielverhaltens besprechen, sodass Frau
Müller selbst erkennt, an ihrem Verhalten etwas ändern zu müssen und sich ein selbstfor-
muliertes Ziel setzen kann. Diesbezüglich kann Sie eine Hilfestellung des Beraters be-
kommen, der ihr im nächsten Schritt dann hilft, einen konkreten Handlungsplan auszuar-
beiten. „Hilfe zur Selbsthilfe" leisten ist hierfür das richtige Prinzip des Beraters. Der

Berater kann schon den ersten Schritt der jetzigen Präsenz loben und damit ihr Selbstvertrauen zu stärken.

3.3 Gesprächsverlauf

Frau Meier: Hallo Frau Müller.

Frau Müller: Hallo Frau Meier.

Frau Meier: Setzen Sie sich bitte. Haben Sie gut hergefunden?

Frau Müller: Ja danke, aber ich bin froh, dass ich jetzt da bin. Ich komme gerade von der Arbeit und es war wie immer sehr stressig. Jetzt war auch heute noch sehr viel Verkehr.

Frau Meier: Schön, dass Sie da sind. Darf ich Ihnen ein Glas Wasser anbieten?

Frau Müller: Ja gerne, vielen Dank.

Frau Meier: Bei unserem Telefonat haben Sie mir erzählt, dass Sie eine Beratung aufgrund Ihres Übergewichts wollen. Wie kann ich Ihnen weiterhelfen?

Frau Müller: Ich bin unzufrieden mit meiner Figur und würde gerne abnehmen. Das funktioniert aber nicht und ich finde nie Zeit dazu.

Frau Meier: Wie sieht denn Ihr Alltag aus?

Frau Müller: Ich habe zwei kleine Kinder und arbeite in Teilzeit. Das nimmt meine ganze Zeit in Anspruch. Das ist so stressig.

Frau Meier: Das kann ich verstehen, dass Ihre Kinder und Ihre Arbeit sehr viel Zeit in Anspruch nehmen. Haben Sie schon etwas ausprobiert, um das Gewicht zu reduzieren?

Frau Müller: Ich habe schon ein paar Diäten ausprobiert. Aber nichts hilft bei mir. Früher habe ich viel Sport gemacht, aber seit der Geburt der Kleinen bleibt kaum Zeit dafür. Um meine Familie muss ich mich auch noch kümmern. Und dann noch Diätkost auf den Tisch bringen - das geht nicht!

Frau Meier: Dann haben Sie ja schon erste Schritte unternommen um abzunehmen. Das ist großartig. Was hat Sie denn daran gehindert weiterzumachen?

Frau Müller: Die Zeit und der Stress.

Frau Meier: Damit stehen Sie mit Ihren Bedürfnissen natürlich an letzter Stelle. Was denken Sie passiert, wenn Sie so weitermachen?

Frau Müller: Ich nehme immer weiter zu. Und fühle mich von Tag zu Tag unwohler.

Frau Meier: Da haben Sie Recht. Sie werden auf jeden Fall weiter zunehmen, wenn Sie nichts dagegen unternehmen und so weitermachen wie bisher. Das kann sogar so weit gehen, dass Sie krank werden. Und dann können Sie immer weniger für Ihre Familie da sein.

Frau Müller: Das wäre furchtbar. Dann kann ich ja nicht mehr mit meinen Kindern spielen. Davor habe ich Angst.

Frau Meier: Ja, das glaube ich. Was würde sich für Sie positiv verändern, wenn Sie mehr auf sich achten würden?

Frau Müller: Ich könnte wieder so schlank wie früher sein und würde mich in meinem Körper wieder wohl fühlen

Frau Meier: Allerdings! Hier habe ich eine Liste zum Ausfüllen für Sie vorbereitet. Diese zeigt Ihnen Vor- und Nachteile. Den Punkt können Sie gleich bei den Vorteilen notieren. Bitte ergänzen Sie die Liste bis zu unserem nächsten Termin.

Frau Müller: Vielen Dank. Das versuche ich.

Frau Meier: Was können Sie zusätzlich für sich gewinnen, wenn Sie Ihr Essverhalten ändern und sich mehr bewegen würden?

Frau Müller: Ich wäre fit und könnte mehr Ausflüge mit meinen Kindern machen.

Frau Meier: Das ist sehr schön zu hören. Was hält Sie denn dann davon ab?

Frau Müller: Das ist alles so aufwendig und stressig und am Ende funktioniert es dann sowieso nicht. Das war bis jetzt immer so. Ich habe einfach kein Glück.

Frau Meier: Welche Erfolge hatten Sie denn schon?

Frau Müller: Früher habe ich regelmäßig Pilates gemacht. Das war schön und ich habe mich sehr fit gefühlt. Außerdem konnte ich im Sommer figurbetonte Kleider tragen.

Frau Meier: Darauf können Sie sehr stolz sein. Und an diesem Punkt können Sie anknüpfen, um wieder figurbetonte Kleider tragen zu können

Frau Müller: Das wäre so schön, wenn ich wieder schlank wäre. Dann würde ich sogar wieder in mein Lieblingssommerkleid passen. Das ist jedoch Größe 38.

Frau Meier: Welche Größe haben Sie jetzt?

Frau Müller: Jetzt habe ich Kleidergröße 44.

Frau Meier: Fällt Ihnen ein Anlass ein, zu dem Sie das Kleid tragen würden?

Frau Müller: Oh ja. Die Schwester meines Mannes lädt jedes Jahr zu einer großen Sommerfamilienfeier ein. Dort will ich es tragen.

Frau Meier: Wann ist denn die Feier?

Frau Müller: Die Feier ist Anfang August.

Frau Meier: Gut, dann legen wir das als Ihr Ziel fest. Um dieses Ziel zu erreichen, sollten Sie wieder Sport treiben und an Ihrer Ernährung ansetzen. Wir bieten dienstags und donnerstags am Nachmittag Pilateskurse an. Sehen Sie hier den Kursplan.

Können Sie sich vorstellen wieder mit Pilates anzufangen?

Frau Müller: Ja, davon habe ich sogar gehört. Meine Arbeitskollegin macht das.

Frau Meier: Passt das in Ihren Alltag?

Frau Müller: Ja, das passt perfekt. Dann kann ich direkt nach der Arbeit hinfahren, und anschließend meine Kinder abholen.

Frau Meier: Sehr gut. Nun zu Ihrer Ernährung. Wie sieht denn Ihre Ernährung konkret in der Arbeit und Zuhause aus?

Frau Müller: Zuhause esse ich fast nichts. Ich weis eigentlich gar nicht, warum ich immer dicker werde. In der Arbeitskantine gibt es überwiegend ungesunde Speisen.

Frau Meier: Können Sie sich an Jemanden wenden, um in der Essensauswahl der Kantine mitzubestimmen? Können Sie sich vorstellen, Ihr eigenes Essen in die Arbeit mitzunehmen?

Frau Müller: Ja, das ist eine gute Idee.

Frau Meier: Für Ihre Ernährung Zuhause schlage ich Folgendes vor: Wir erarbeiten zusammen ein Ernährungsprotokoll, um Ihre Ernährung zu analysieren und erstellen Ihren Ernährungsplan.

Frau Müller: Das klingt gut.

Berater: Sehr gut, dann treffen wir uns in zwei Wochen. Bei Fragen können Sie sich jederzeit an mich wenden. Hier sind meine Kontaktdaten.

Frau Müller: Vielen Dank. Ich freue mich!

Frau Meier: Ich mich auch. Bis bald.

3.4 Methodische Vorgehensweise und eingesetzte Werkzeuge

Nach der Vorbereitung auf die Gesprächssituation folgt die Kontaktaufnahme. Offene Fragen geben der Kundin viel Redeanteil. Dadurch kann der Berater möglichst viel über ihre Situation herauszufinden. Durch die Einnahme des Beraters in eine Coachinghaltung gelingt es, Frau Müller zu überzeugen und nicht zu überreden. Dies gelingt durch empathisches, selbstkongruentes und authentisches Verhalten. Die Klientin steht im Zentrum, wird ernst genommen und wertgeschätzt. Frau Müller scheint external attribuiert und misserfolgsorientiert zu sein. Sie schreibt die Ursachen ihrer Handlungen und ihre Erfolge nicht sich selbst zu. Die Ursachen sieht sie in der Umwelt, anderen Menschen oder dem Glück. Daraus resultiert für den Berater, ihr das nötige Wissen zu geben und ihr auch den Freiraum ihre eigenen Maßnahmen zu finden, sodass sie am Ende erkennt, dass sie selbst für ihren Erfolg verantwortlich ist. Eine Möglichkeit, ihr das nötige Selbstvertrauen zu geben, ist es, ihre Erfolge, die sie bereits erreicht hat zu erfragen und ihren mutigen Start und die jetzige Anwesenheit zu loben und wertzuschätzen. Durch das Herausfinden ihrer bereits vorhandenen Ressourcen und Kompetenzen, kann der Berater sie bei der Intensionsbildung unterstützen. Der Klient legt ein bestimmtes Verhalten an den Tag, weil er sich ein bestimmtes Erlebnis davon verspricht. Deshalb wurden die Ursachen von Frau Müllers Verhalten hinterfragt. Darüber hinaus bieten provokative Fragen und das Aufzeigen der Konsequenz in der Zukunft bei Gleichbleiben ihrer Handlung eine gute Herangehensweise, sodass sie die nötige Motivation und den Antrieb hat und erkennt, dass es jetzt an der Zeit und dringend notwendig ist, ihr Verhalten zu verändern.

Um Motivation und Problembewusstsein zu schaffen wurde hinterfragt, welche positiven Gefühle sich Frau Müller von einem gesundheitsfördernden Verhalten verspricht und was Konsequenzen ihres derzeitigen Verhaltens sind.

Bei der Motivation wurde besonders die intrinsische Motivation, die innere aus sich selbst entstehende Motivation, verstärkt angesprochen. Das visuelle Aufstellen einer Vor- und Nachteilsliste erleichtert Frau Müller das Abwägen und die Absichtsbildung. Diese Strategie wurde gewählt, da ihr bevorzugter Sinneskanal die Visuelle ist. Ihr wird verdeutlicht, dass im Verhalten und im Verhältnis, das bedeutet in ihrem eigenen Handeln und auch in Ihrem Umfeld, angesetzt werden kann. Letzteres kann in Ihrer Arbeit und auch bei Ihrer Familie geschehen.

Die wichtigste Herangehensweise zur konkreten Zielformulierung ist die „SMART-Formel". Das Ziel ist spezifisch, messbar, attraktiv, realistisch und terminiert. Wichtig für Frau Müller ist das Eigene Formulieren des Ziels. Der Berater leistet hierfür die notwendige Hilfestellung.

Ein weiteres angewandtes Werkzeug ist die „Sork-Methode". Mit Trainingspartnern, festen Trainingszeiten (Dienstag und Donnerstag) und dem Schaffen günstiger Alltagsbedingungen (Die Kurse gleich nach der Arbeit zu besuchen) fällt es Frau Müller leichter, das Zielverhalten zu erreichen. Der Berater hilft Frau Müller sich ihrer täglichen Ernährungspraxis bewusst zu werden. Nur was bewusst wahrgenommen wird, kann verändert werden. Dies wird anhand des Erstellens eines Ernährungsprotokolls und im zweiten Schritt konkret mit der Analyse des Protokolls geschehen. Belohnende Reize, wie Lob und Anerkennung der kleinen Fortschritte können sie motivieren und ihr helfen, das Ziel schneller zu erreichen.

4. Literaturverzeichnis

Bandura, A. (1979). *Social learning theory* . Englewood Cliffs : Prentice Hall.

Boeing, H., Bechthold, A., Bub, A., Ellinger, S., Haller, D., & Kroke, A. et al. (2012).*Gemüse und Obst in der Prävention ausgewählter chronischer Krankheiten- Stellungnahme.* Bonn: Deutsche Gesellschaft für Ernährung e.v. Zugriff am 19. März. 2019. Verfügbar unter https://www.dge.de/fileadmin/public/doc/ws/stellungnahme/DGE-Stellungnahme-Gemuese-Obst-2012.pdf

Borrmann, A. & Mesink, G. (2016). *Journal of Health Monitoring.* (Gesundheitsberichterstattung des Bundes *1*(2), S. 49. doi:0.17886/RKI-GBE-2016-0). Berlin: Robert Koch -Institut.

Bundesanstalt für Ernährung und Landwirtschaft. *IN FORM: Deutschlands Initiative für gesunde Ernährung und mehr Bewegung.* Zugriff am 29. März 2019. Verfügbar unter https://www.in-form.de/entdecken/

Bundesministerium für Ernährung und Landwirtschaft. (2018). *Deutschland, wie es iss- Der BMEL-Ernährungsreport 2018.* Zugriff am 24. März 2019. Verfügbar unter https://www.bmel.de/SharedDocs/Downloads/Broschueren/Ernaehrungsreport2018.pdf?__blob=publicationFil

Bundeszentrale für gesundheitliche Aufklärung (BZgA). (2019). *Gut Drauf. Bewegen- essen- entspannen.* Zugriff am 28. März 2019. Verfügbar unter https://www.gutdrauf.net/

Deutsche Gesellschaft für Ernährung e.V. (2018). *IN FORM: Fit im Alter.* Zugriff am 24. März 2019. Verfügbar unter https://www.fitimalter-dge.de/startseite/

Deutsche Gesellschaft für Ernährung e.V. (2018). *IN FORM: Fit Kid.* Zugriff am 24. März 2019. Verfügbar unter https://www.fitkid-aktion.de/startseite/

Deutsche Gesellschaft für Ernährung e.V. (2018). *IN FORM: Job und Fit.* Zugriff am 29. März 2019. Verfügbar unter https://www.jobundfit.de/startseite/

Deutsche Gesellschaft für Ernährung e.V. (2018). *IN FORM: Schule+ Essen= Note 1.* Zugriff am 29. März 2019. Verfügbar unter https://www.schuleplusessen.de/startseite/

Deutsche Gesellschaft für Ernährung e.V. (2019). *5 am Tag.* Zugriff am 29. März 2019. Verfügbar https://www.dge.de/ernaehrungspraxis/vollwertige-ernaehrung/5-am-tag/

Deutsche Gesellschaft für Ernährung e.V. (2019*). DGE Ernährungskreis.* Zugriff am 29. März 2019. Verfügbar unter https://www.dge.de/ernaehrungspraxis/vollwertige-ernaehrung/ernaehrungskreis/

Deutsche Gesellschaft für Ernährung e.V. (2019*). Dreidimensionale DGE Lebensmittel-pyramide.* Zugriff am 29. März 2019. Verfügbar unter https://www.dge.de/ernaehrungspraxis/vollwertige-ernaehrung/lebensmittelpyramide/

Deutsche Gesellschaft für Ernährung e.V. (2019). *Vollwertig Essen und Trinken nach den 10 Regeln der DGE.* Zugriff am 24. März 2019. Verfügbar unter https://www.dge.de/index.php?id=52

Dohnke, B., Müller-Fahrnow, W. & Knäuper, B. (2006). *Der Einfluss von Ergebnis und Selbstwirksamkeitserwartung auf die Ergebnisse einer Rehabilitation nach Hüftgelenkersatz.* Zeitschrift für Gesundheitspsychologie. 14 (1), 11-20.

Gerhard, J. & Rössel, J. (2003). *Das Ernährungsverhalten Jugendlicher im Kontext Ihrer Lebensstile (Bd. 20).* Köln: Bundeszentrale für gesundheitliche Aufklärung. Zugriff am 29.03.2019. Verfügbar unter http://www.kinderumweltgesund-heit.de/index2/pdf/themen/Ernaehrung/BZGA_ernaehrung_jugendlicher.pdf

GKV Spitzenverband, Verbände der Krankenkassen auf Bundesebene. (2018). *Leitfaden Prävention. Handlungsfelder und Kriterien nach §20 Abs 2SGB V.* Zugriff am 29. März 2019. Verfügbar unter https://www.gkv-spitzenverband.de/krankenversicherung/praevention_selbst-hilfe_beratung/praevention_und_bgf/leitfaden_praevention/leitfaden_praeven-tion.jsp

Hummer, E., Metz, M. & Münkel N. (2010). *Ernährungsfaktoren in Deutschland: Einflussfaktoren in Ihrer Vernetzung.* Master- Projektarbeit. Justus-Liebig-Universität. Giessen

Leonhäuser, I.-U., Meier-Gräwe, U., Möser, A., Köhler, J., & Zander, U. (2009). *Essalltag in Familien. Ernährungsversorgung zwischen privatem und öffentlichem Raum.* Wiesbaden: Springer VS Verlag für Sozialwissenschaften.

Mensink, G. (2002). *Beiträge zur Gesundheitsberichterstattung des Bundes: Was essen wir heute? Ernährungsverhalten in Deutschland.* Berlin: Robert Koch Institut.

Schneider, J. & Rief, W. (2007). *Selbstwirksamkeitserwartungen und Therapieerfolge bei Patienten mit anhaltender somatoformer Schmerzstörung (ICD-10: F.45.4).* Zeitschrift für klinische Psychologie und Psychotherapie, 36 (1), 46-56.

Schwarzer, R. (2004). *Psychologie des Gesundheitsverhaltens (3.Aufl.)*. Göttingen: Hogrefe.

Statista. (2017). Statista. Zitiert nach de.statista.com. Zugriff am 30.03.2019. Verfügbar unter

https://de.statista.com/statistik/daten/studie/716923/um   frage/verfolgung-von-ernaehrungskonzepten-in-deutschland-nach-geschlecht/

Techniker Krankenkasse. (2017). *Iss was, Deutschland*. Zitiert nach de.statista.com. Zugriff am 20.03.2019. Verfügbar unter

https://de.statista.com/statistik/daten/studie/262657/umfrage/ernaehrungsverhal-ten-in-deutschland/

Techniker Krankenkasse. (2017). *Iss was, Deutschland*. Zitiert nach de.statista.com. Zugriff am 20.03.2019. Verfügbar unter

https://de.statista.com/statistik/daten/studie/262645/umfrage/esstypen-in-deutschland-nach-altersklassen/

Techniker Krankenkasse. (2017). *Iss was, Deutschland. Tk- Studie zur Ernährung 2017*. Zugriff am 24.03.2019. Verfügbar unter

https://www.tk.de/re-source/blob/2026618/1ce2ed0f051b152327ae3f132c1bcb3a/tk-ernaehrungsstu-die-2017-data.pdf

5. Abbildungs- und Tabellenverzeichnis

5.1 Abbildungsverzeichnis

5.2 Tabellenverzeichnis

BEI GRIN MACHT SICH IHR WISSEN BEZAHLT

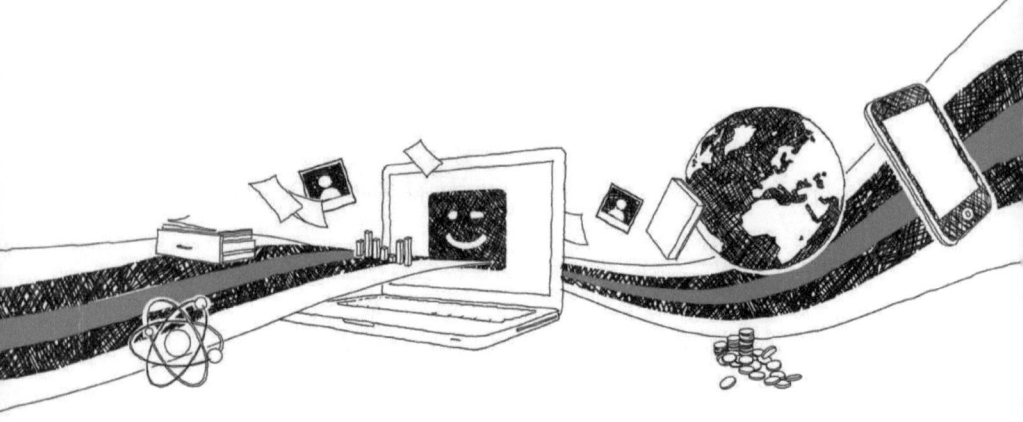

- Wir veröffentlichen Ihre Hausarbeit,
  Bachelor- und Masterarbeit

- Ihr eigenes eBook und Buch -
  weltweit in allen wichtigen Shops

- Verdienen Sie an jedem Verkauf

Jetzt bei www.GRIN.com hochladen
und kostenlos publizieren

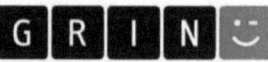